DU

SEIN HYSTÉRIQUE

ÉTUDE SUR LE

GONFLEMENT DOULOUREUX DES SEINS

CHEZ LES FEMMES HYSTÉRIQUES

PAR

Brutus CONNARD,

Externe des hôpitaux de Paris.

PARIS

A. PARENT, IMPRIMEUR DE LA FACULTÉ DE MÉDECINE

29-31, rue Monsieur-le-Prince, 29-31.

1875

DU

SEIN HYSTÉRIQUE

ÉTUDE SUR LE

GONFLEMENT DOULOUREUX DES SEINS

CHEZ LES FEMMES HYSTÉRIQUES

PAR

Brutus CONNARD,

Externe des hôpitaux de Paris.

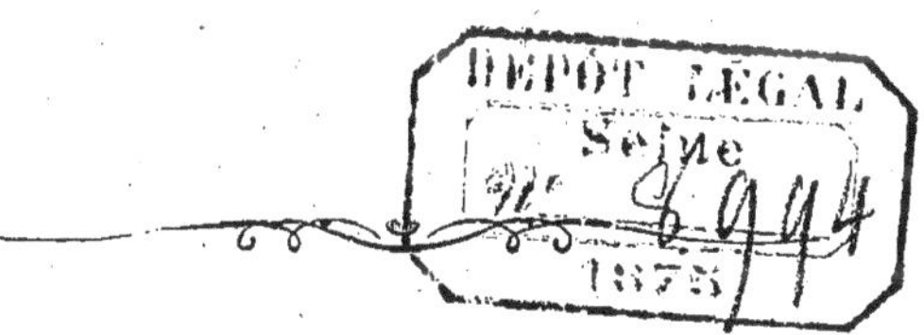

PARIS

A. PARENT, IMPRIMEUR DE LA FACULTÉ DE MÉDECINE

29-31, rue Monsieur-le-Prince, 29-31.

1875

DU

SEIN HYSTÉRIQUE

ÉTUDE SUR LE

GONFLEMENT DOULOUREUX DES SEINS

CHEZ LES FEMMES HYSTÉRIQUES

———

INTRODUCTION.

Nous nous proposons d'étudier le gonflement douloureux des seins dans l'hystérie.

Il semble, au premier abord, que ce point soit trop
particulier ou trop insignifiant pour mériter un examen spécial; mais nous n'aurons pas de peine à mon-
trer que c'est à l'aide d'études spéciales de cette nature
qu'on pourra préciser la symptomatologie encore bien
obscure de cette affection nerveuse qui a mérité, par
la complication véritablement inextricable de ses for-
mes, le surnom de Protée pathologique.

Un coup d'œil sur l'historique de l'hystérie nous
montre en effet que cette maladie n'a été qu'un champ
livré aux hypothèses théoriques et aux déclamations
vides, tant que les médecins négligeant l'étude
patiente des symptômes dans toute l'économie, se sont
contentés d'étayer non de faits curieux, mais de con-

sidérations générales sur l'organisation de la femme et sur l'influence de l'utérus dans sa vie, l'antique conception de l'hystérie qu'Hippocrate et Galien ont autorisée de leurs noms.

Ce parti pris de ne voir dans l'hystérie qu'une maladie de l'utérus a suscité des adversaires qui, non moins absolus dans leurs systèmes, se sont donné le plaisir facile mais peu fructueux pour la science, d'opposer théorie à théorie ; ces derniers n'ont vu dans l'hystérie qu'une simple névrose sans rapport avec les organes générateurs de la femme.

C'est ainsi qu'on voit depuis Hippocrate les médecins se ranger en deux camps et se relancer leurs raisonnements, sans que la question ait beaucoup profité de leurs longues disputes.

Au fond, il est peu important de chercher si l'hystérie est une névrose dont le siége est l'encéphale ; ou bien si elle est un trouble des organes génitaux de la femme se transmettant par le grand sympathique à la moelle où commenceraient les phénomènes réflexes qui constituent la période aiguë de l'hystérie.

Entre les systèmes qui se recommandent des noms d'Hippocrate, Galien, Hoffmann, Broussais et celui soutenu par Sydenham, Lepois et M. Briquet, nous n'avons pas à choisir.

En médecine comme dans toute science, le système le mieux échafaudé n'a jamais valu un fait bien constaté. Hippocrate a plus servi la science par ses observations que par sa maxime, au moins exagérée, que la femme est toute contenue dans l'utérus ; et M. Briquet a plus avancé la question de l'hystérie par ses laborieuses recherches que par des arguments théo-

logiques qui expliquent la fréquence relative de l'hystérie chez la femme par sa constitution exceptionnel-
lement nerveuse, laquelle lui serait providentielle-
ment donnée.

Nous nous contenterons donc d'apporter quelques
observations nouvelles sur un des symptômes les
moins remarqués de l'hytérie : le gonflement douloureux des seins : chaque complication nouvelle ob-
servée dans cette affection, chaque symptôme nouveau
nous met peu à peu sur la voie d'une généralisation
qui ne saurait être prématurée sans être stérile.

Le sujet de notre thèse nous a été inspiré par M. le
D Liouville qui eut l'occasion, dans ces derniers temps,
d'observer presque simultanément plusieurs cas de
gonflement douloureux des seins chez des hystériques.

Un cas analogue avait fait, il y a près d'un an,
l'objet d'une communication de M. Ledentu à la Société
de chirurgie.

Enfin, entre autres renseignements que je dois à
l'obligeance de mon collègue miss Sheddlock, je dois
signaler la traduction du passage suivant de sir Watson (Clinique médicale), « Les chirurgiens connaissent
bien le « sein hystérique ». Le sein devient douloureux,
sensible et augmente un peu de volume. Un médecin
timide et sans expérience ne fait qu'aggraver le mal
en prescrivant des sangsues et des cataplasmes, et en
examinant à chaque visite le sein, y fixant par ce
procédé toute l'attention de la malade qui redoute un
cancer. »

Ce passage de Watson est assez explicite, mais
bien que les chirurgiens connaissent, suivant lui, le

sein hystérique, je ne crois pas cette affection signalée autre part que dans son livre et par les quelques lignes que je viens de citer.

Peut-être veut-il parler de la mamelle irritable qui se rencontre aussi chez les hystériques?

Nous n'osons l'affirmer, mais quoi qu'il en soit, nous trouvons l'appellation de « sein hystérique » parfaitement appropriée à l'affection dont nous voulons traiter, et nous l'emploierons indifféremment avec celle de « gonflement douloureux du sein dans l'hystérie », qui a l'inconvénient d'être un peu longue.

CHAPITRE I.

ÉTIOLOGIE.

Les rares observations que nous avons pu recueillir sur le sein hystérique ne nous permettent pas de traiter d'une façon très-complète la symptomatologie de cette affection.

Cependant nous signalerons, autant que possible, les relations qui unissent les différents cas.

Et d'abord existe-t-il une époque spéciale pour l'apparition des premiers symptômes? Ou bien, cette complication de l'hystérie se montre-t-elle indifféremment à toutes les époques de la maladie?

Nous n'avons pas à ce sujet d'opinion certaine, mais nous sommes porté à croire que le début de l'affection coïncide le plus souvent avec l'apparition des crises hystériques.

Cette relation est signalée d'une manière très-significative dans une observation de Willis (1).

Il s'agit d'une jeune fille de 16 ans qui fut prise d'accidents hystériques très-violents après une contusion du sein. Le gonflement et la douleur étaient intermittents et coïncidaient toujours avec les convulsions. Le mariage et la grossesse vinrent seuls mettre un terme à tous ces phénomènes morbides : l'hystérie disparut et avec elle le gonflement douloureux du sein.

Il est à remarquer que, chez cette femme, la lésion du sein avait immédiatement précédé les accidents hystériques et il en fut de même dans le courant de la maladie.

Chez d'autres malades, il existe une relation constante entre la maladie des seins et l'apparition des menstrues : un retard, une diminution, une irrégularité quelconque dans le cours des règles peut déterminer le gonflement douloureux du sein ; nous en donnons plus loin quelques exemples. C'est plutôt au début de la menstruation qu'apparaîtraient les phénomènes morbides.

Dans plusieurs de nos observations, on voit le sein hystérique marcher de pair avec des phénomènes semblables du côté de l'ovaire.

Ainsi : accidents nerveux et menstruation, voilà deux causes directes de l'apparition du sein hystérique.

(1) Villis. De morb. convuls., cap. VI, obs. I, page 487.

CHAPITRE II.

SYMPTOMATOLOGIE.

Le début est le plus souvent brusque : en quelques heures la maladie peut atteindre son summum. Ce sont d'abord des picotements dans les seins, de petits fourmillements qui commencent par agacer la malade; puis surviennent des douleurs lancinantes qui ne font que s'accroître et mettent la patiente dans un état de malaise indéfinissable.

Dans quelques cas, la coloration des seins n'a pas changé. D'autres fois, la peau qui les recouvre devient rouge et reste telle jusqu'à la fin des accidents : presque toujours elle est chaude et tendue.

En même temps le sein se gonfle et acquiert une augmentation de volume, qui peut aller jusqu'au tiers ou à la moitié de la glande normale.

Le mamelon e:t turgescent. L'aréole est large, brunie comme celle d'une femme qui a eu des enfants, et elle finit par conserver ces caractères en dehors des accès.

La palpation, qui est difficile à pratiquer à cause des douleurs atroces qu'elle provoque, la palpation fait percevoir de petites nodosités isolées l'une de l'autre, qui ne sont évidemment que les divisions plus ou moins engorgées de la glande mammaire.

La pression des doigts ne laisse aucune trace, il ne

semble donc exister aucune infiltration dans les tissus sous-cutanés.

L'ovaire peut être également le siége d'un gonflement douloureux qui marche parallèment à celui du sein (1).

Quelques heures après l'explosion des premiers accidents, la douleur a pris tellement d'acuité que le simple frottement ou le poids de la chemise deviennent insupportables. La malade pousse des cris qui souvent sont les prodromes d'un accès d'hystérie.

Dans tous les cas, qu'il y ait eu accès ou non, ces mêmes symptômes restent tels pendant un, deux et quelquefois trois jours. Il survient finalement une rémission de tous les accidents, une sorte de prostration qui permet à la malade de prendre un peu de repos, ce dont elle a grand besoin, vu la longue durée et l'intensité des phénomènes morbides.

Cependant tout n'est pas fini : la malade est loin d'être revenue à son état normal.

Ce n'est que progressivement et dans l'espace de quatre ou cinq jours et quelquefois plus, que le gonflement et la douleur des seins disparaîtront complètement pour reparaître une autre fois.

La période qui sépare deux explosions successives varie avec les malades et suivant les occasions : ces variétés, d'ailleurs, dérivent de ce que nous avons dit de l'étiologie directe du sein hystérique : s'il est lié à l'apparition des menstrues, il sera facile de connaître

(1) Le petit nombre de nos observations ne nous permet pas d'insister sur ce point particulier, mais nous croyons que plus tard on trouvera plus qu'une coïncidence fortuite entre les lésions des seins et celles des ovaires.

d'avance son arrivée; tandis que s'il coïncide habituellement avec des crises hystériques, on ne pourra pas plus le prévoir que prédire ces dernières.

Les deux seins ne sont pas forcément liés l'un à l'autre dans le parcours de cette affection : l'un des deux seulement, ou tous deux successivement peuvent être atteints.

La marche de cette affection est caractéristique. Continue, elle atteint bientôt son summum, y reste quelque temps et décroît méthodiquement, puis elle disparaît bientôt sans laisser aucune trace.

L'intensité de ses symptômes effraierait, à juste titre, quiconque n'aurait aucune idée de la nature de cette maladie, et cette ignorance même pourrait avoir de grands inconvénients pour la malade, car une imprudente intervention n'aurait souvent pour effet que de prolonger ses souffrances et aggraver sa position.

CHAPITRE III.

OBSERVATIONS.

L'étude des quelques observations qui suivent nous permettra de compléter l'histoire du sein hystérique.

OBSERVATION I. (Hôtel-Dieu, service de M. le docteur Liouville, suppléant M. Fauvel. (Salle Saint-Joseph, n° 22.) — Raoul M..., 21 ans, couturière. Entrée à l'Hôtel-Dieu le 25 août 1875.

Interrogée sur ses antécédents, la malade se rappelle avoir éprouvé, vers l'âge de 12 ou 13 ans, des troubles nerveux qui, d'après la description qu'elle en fait, ne laissent aucun doute sur leur nature hystérique. Ces accidents disparaissent à l'âge de 14 ans. A 18 ans, elle est réglée pour la première fois. A 21 ans, elle entre à l'hôpital Saint-Louis (service de M. Hardy) pour syphilis. C'était au mois de janvier 1875.

Quelques jours après son entrée les accidents hystériques, qui avaient cessé depuis son enfance, reparaissent ; en même temps survient, pour la première fois, un gonflement douloureux des deux seins, avec rougeur, chaleur et tension, qui disparaît au bout de cinq jours environ.

Depuis lors, des phénomènes identiques du côté des mamelles ont reparu tous les mois, aux environs des époques menstruelles, et ont coïncidé avec un redoublement des accès hystériques.

Notre malade entre à l'Hôtel-Dieu le 25 août, parce que, dit-elle, ses règles reviennent tous les quinze jours et qu'elle a dans le bas-ventre des élancements douloureux:

La pression détermine une vive douleur dans la région ovarienne.

L'état de la malade n'est pas régulièrement consigné jusqu'au commencement de septembre, ce qui donne à penser qu'elle n'a présenté, pendant ce temps, aucun phénomène digne d'être noté.

Les 8, 9 et 10 septembre. Attaques hystériques qui se suspendent ensuite jusqu'au 14.

Le 14. La malade se plaint d'une douleur dans la région mammaire, douleur qui, depuis le matin, a pris beaucoup d'acuité. Le contact de la chemise est insupportable.

Les seins sont tuméfiés et augmentés d'un tiers environ. La peau qui les recouvre est rouge, chaude, tendue.

Malgré cette tension, on perçoit, mais difficilement, à la palpation, les divisions glandulaires sous forme de nodosités plus ou moins bien circonscrites.

Le mamelon est très-développé et brunâtre, comme celui des femmes qui ont eu des enfants (1).

Le 15. Crise hystérique. Le gonflement douloureux persiste.

Le 16. Il n'y a qu'une petite attaque. La douleur mammaire est plus obtuse.

Le 17. La tension des seins est moins considérable, la peau plus souple. Le froissement de la chemise et la palpation sont plus facilement supportés par la malade, qui nous dit également éprouver des douleurs spontanées moins considérables.

La pression des ovaires est encore manifestement douloureuse.

Le 18. Crise vers le soir.

Le 19. Crise intense le matin. Les seins sont de moins en moins douloureux et tendus. Les ovaires sont encore douloureux, surtout le gauche qui paraît tuméfié.

Le 22. Les seins, surtout le gauche, sont presque revenus à l'état normal et ne sont plus douloureux.

(1) On étend sur les seins un liniment laudanisé et on les recouvre de ouate. On administre du bromure de camphre à l'intérieur.

Il y a une amélioration générale chez la malade qui n'a pas eu d'attaques depuis deux jours.

Le 23. La douleur des ovaires a presque disparu. Le sein droit, revenu à l'état normal, est encore un peu sensible.

La malade sort en bon état le 24.

Réflexions. — On voit qu'ici la maladie des seins a suivi de très-près les accidents menstruels et nerveux. Ce qu'il y a de remarquable dans cette observation, c'est la fréquence des accès d'hystérie pendant le summum du gonflement douloureux, et la disparition de ces mêmes accès à la fin de la maladie des seins.

Les rapports entre les ovaires et les seins sont aussi des plus évidents.

Enfin, les accidents, depuis leur apparition en janvier, ont été périodiques comme les menstrues, avec lesquelles ils coïncidaient.

Notons encore la tardive apparition des règles chez cette malade.

Obs. II (1). — Marie X... eut, à 15 ans, les symptômes les plus probants de l'hystérie (serrements à l'estomac et à la gorge, spasmes, palpitations, essoufflement, douleurs névragiques multiples, etc.).

A 30 ans, elle a une première grossesse, dont les huit premiers mois se passent très-bien. Quinze jours avant l'accouchement, une abondante sérosité laiteuse vient constamment baigner la malade.

Quelques jours après l'accouchement, son sein se

(1) Briquet. Traité de l'hystérie, LIe observation.

goufle, devient douloureux. La douleur qui s'exaspère, quand elle veut donner à téter à son enfant, est
le prodrome d'accès hystériques qui se reproduisent
à chaque tentative d'allaitement ; on suprime l'allai-
ment et la malade guérit.

Deux ans plus tard, elle accouche pour la seconde
fois. Nouvelles tentatives d'allaitement, reproduction
des mêmes accidents nerveux.

Après une troisième grossesse, à 36 ans, tous ces
phénomènes se renouvellent.

La galactorrhée se modifie beaucoup dans l'inter-
valle des crises. La pression des seins détermine un accès d'hystérie. A la suite d'un traitement approprié,
le sein droit devient plus mou, moins douloureux et
ne sécrète plus immodérément. Le sein gauche, au
contraire, est devenu turgide et douloureux ; en outre,
il hypersécrète. Il reste dans cet état pendant huit
jours, avec accompagnement de phénomènes nerveux,
puis tout rentre dans l'ordre, et la malade sort guérie
de l'hôpital.

Réflexion. — La maladie paraît due ici à la lacta-
tion ; si l'étiologie est différente de la précédente, c'est
évidemment la même entité morbide dans les deux
cas.

De plus, dans ce dernier cas, nous irons jusqu'à
dire que la galactorrhée fut le résultat et non la
cause du gonflement douloureux ; il est assez naturel,
en effet, qu'une glande hypersécrète lorsque ses éléments sont le siége d'une suractivité, telle qu'on l'observe pour les seins dans l'affection que nous venons
de décrire.

D'ailleurs, s'il n'en était pas ainsi, à quoi pourrait-on attribuer cette constante diminution dans la galactorrhée entre les attaques?

On remarquera aussi, comme plus haut, que les accidents du côté des seins marchent parallèlement avec ceux de l'hystérie, et que les crises nerveuses se reproduisent avec les irritations du sein.

Enfin, nous voyons se produire l'alternance des phénomènes morbides dans les deux mamelles.

Obs. III (1). — Mme X..., âgée de 23 ans, a le tempérament très-nerveux. Elle est mariée et n'a pas d'enfants, ce qui la chagrine beaucoup. Elle a des crises hystériques fréquentes; le côté droit du corps est anesthésié.

L'ovaire du même côté est insensible à la pression, tandis que le gauche est extrêmement douloureux.

Les deux seins sont gonflés, douloureux; ils ne laissent écouler aucun liquide. On y perçoit de petites nodosités. La peau qui les recouvre est pâle. Il n'y a pas de ganglions dans l'aisselle.

Il y a coïncidence dans l'exagération des symptômes locaux et généraux de l'hystérie.

Réflexions. — C'est bien encore au sein hystérique que nous avons affaire ici; la fin de l'observation est caractéristique.

Obs. IV. — Une jeune fille de 20 ans est prise d'ac-

______

(1) M. le Dr Liouville a bien voulu nous communiquer cette observation, qui lui est personnelle.

(2) Cette observation et la suivante sont tirées d'Hoffmann. « De malo hypochondriaco »

cès hystériques après la suppression brusque des mentrues. Les seins se gonflent et deviennent douloureux.

Ces accidents durent quelques jours et cessent au retour des règles.

Obs. V. — Une veuve de 30 ans devient hystérique, et en même temps ses seins se tuméfient douloureusement.

La guérison survient après un second mariage.

Réflexions. — Nous n'avons donné ces deux observations, aussi simples que concises, qu'en vue de l'étiologie directe de la maladie et de sa brusque terminaison, d'une part, après le retour des règles, dont la suppression causait les accidents; d'autre part, après le mariage qui, probablement, amenait la satisfaction des désirs d'une jeune femme.

Obs. VI (1). — Une jeune fille de 16 ans est prise d'accès hystériques très-violents, après une contusion du sein.

En même temps, le sein se gonfle et devient douloureux. Les rapports les plus intimes unissent les convulsions hystériques et les douleurs mammaires. Guérison complète après le mariage et la grossesse.

Réflexions. — Dans cette observation, comme dans la précédente, le mariage a guéri l'affection des seins. Le mariage, en somme, n'a guéri que l'hystérie en satisfaisant les appétits sexuels des malades. On voit donc quélle relation frappante existe entre le

____
(1) Willis. Loc. cit.

gonflement douloureux des seins et l'hystérie, puisque le premier n'a plus reparu depuis la disparition de l'autre. Je citerai encore, à l'appui de mon hypothèse, un cas de Rufz, dans lequel une femme très-nerveuse et probablement hystérique, fut guérie, par le mariage, d'un gonflement douloureux des seins.

Obs. VII. — Une jeune fille de 18 ans, hystérique depuis l'âge de 15 ans, entre à Saint-Louis, dans le service de M. le Dr Péan, pour des douleurs dans le sein gauche. Le sein est notablement gonflé. On y perçoit, à le palpation, quelques nodosités. On am pute une partie du sein. Les douleurs néanmoins persistent et s'exaspèrent aux approches des menstrues et des crises hystériques.

Le microscope ne révèle, dans la partie amputée, d'autre altération qu'une légère prolifération des éléments glandulaires.

Réflexions. — Cette observation, quoique offrant, en somme, peu de rapports avec les précédentes, m'a paru digne d'être consignée ici, à cause de l'examen microscopique du sein malade et de la persistance des douleurs après l'amputation.

En résumé, l'examen attentif de ces quelques observations nous oblige à reconnaître l'existence d'une affection spéciale qui vient quelquefois compliquer l'hystérie et qui peut en devenir un symptôme.

Maintenant que la relation nous est cliniquement prouvée, nous allons tenter d'en donner une explication. Il nous faut pour cela rappeler, tout d'abord, par quelques considérations générales, les rapports physiologiques et pathologiques qui existent entre les seins et les organes générateurs de la femme. Cela fait, il nous sera plus facile d'émettre nos opinions sur la nature et le mécanisme de l'affection dont nous venons déjà d'étudier les symptômes.

CHAPITRE IV.

RAPPORTS PHYSIOLOGIQUES ET PATHOLOGIQUES DES SEINS ET DES ORGANES GÉNÉRATEURS CHEZ LA FEMME.

Commençons par les rapports physiologiques. Ces rapports sont nombreux et, pour la plupart, acquis à la science depuis longtemps.

Peu apparentes, jusqu'à la puberté, les mamelles prennent à cette époque de l'accroissement ; augmentent encore pendant la grossesse et l'allaitement, et s'atrophient pendant la vieillesse. Ce qu'il y a de particulier à la puberté, c'est qu'une certaine douleur accompagne le gonflement.

Le coït voluptueux, la masturbation produisent les mêmes effets.

On remarque souvent aussi, à la suite des mêmes causes, quelquefois par le simple attouchement des seins, une espèce de turgescence de la glande, et surtout du mamelon, qu'on désignait autrefois sous le nom d'érection. La mamelle n'est pas érectile, comme l'a bien démontré M. Sappey ; elle doit cet état de fermeté et la procidence de son mamelon à la contraction de faisceaux musculaires peauciers.

Les phénomènes précités se montrent aussi chez les jeunes garçons pubères.

Le développement du sein est donc lié, d'une manière intime, à l'apparition de la puberté, c'est-à-dire au fonctionnement des organes de la génération.

Des relations également étroites les unissent lorsqu'ils sont malades.

On peut lire, dans les *Éphémérides des Curieux de la Nature*, l'histoire d'une femme de 29 ans qui, après une suppression brusque des règles, fut prise d'un gouflement douloureux des mamelles très-rapide et très-intense.

Chez une jeune fille, dont l'utérus était imperforé, il se faisait, par les seins, un écoulement sanguin mensuel.

L'ecchymose spontanée des seins ne s'observe qu'à l'époque des menstrues ou à l'âge de retour.

Tout le monde sait que dans les adénômes et en général toutes les tumeurs de la mamelle, les douleurs redoublent pendant la menstruation.

Les oreillons coïncident quelquefois avec la formation d'engorgements inflammatoires des mamelles et des ovaires.

Bien des auteurs ont attribué à l'âge critique la fréquence des dégénérescences des seins à cette époque.

Graves a signalé, chez les célibataires, une aptitude spéciale à contracter un gonflement douloureux des mamelles sous diverses influences, telles que le froid, l'irrégularité des règles, etc...

Nous ne pouvons mieux faire, pour résumer ce qui

vient d'être dit, que de citer le passage suivant de Courty (1).

« Les sympathies de l'utérus malade se traduisent aussi par des douleurs dans le sein, soit des douleurs aiguës tout à fait névralgiques, soit des douleurs sourdes s'irradiant dans les aisselles avec cette sensation de tuméfaction et d'érétisme particuliers, que les femmes se souviennent d'avoir ressenti à l'époque de la menstruation ou au début de la grossesse. Ces ressentiments douloureux dans les seins se montrent dans un grand nombre de maladies utérines. Ils se manifestent surtout au moment des règles, tantôt simples douleurs lancinantes, comparables à des coups d'aiguilles, précédant la menstruation et tout le temps qu'elle se prolonge; tantôt gonflement de la glande, quelquefois très-prononcé, au point que les malades ne peuvent, sans souffrir, rapprocher les bras du corps. Ces accidents disparaissent à mesure que l'amélioration de la maladie fait des progrès. »

Il existe donc la plus étroite solidarité entre les organes générateurs et les seins.

Cette union persiste dans toutes les périodes de l'existence et dans tous les états de ces organes.

Le sein est, pour ainsi dire, à la remorque de l'utérus, car tous les troubles de cet organe retentissent sur la mamelle; que celle-ci se trouve, d'ailleurs, en souffrance ou dans son état normal.

Mais la mamelle, à son tour, peut réagir sur l'utérus; ainsi, la titillation du mamelon amène promptement des contractions utérines. Elle s'accompagne

(1) Courty. Traité des maladies de l'utérus, 1872, p. 99.

souvent aussi de l'érection des organes génitaux et
de l'hypersécrétion du mucus vaginal.

Dans l'hypertrophie des mamelles, le flux men-
struel est le plus souvent diminué ou supprimé.

Cette digression sur les sympathies des organes
spéciaux de la femme était nécessaire pour nous per-
mettre d'entreprendre la solution de la question suivante, à savoir : quels sont la nature et le mécanisme
du sein hystérique?

CHAPITRE V.

NATURE ET MÉCANISME DU SEIN HYSTÉRIQUE.

On comprendra notre insistance à bien mettre en
relief, dans le chapitre précédent, les différentes sympathies qui unissent les seins d'une part, l'utérus et
les ovaires de l'autre, quand on saura que c'est
précisément sur ces sympathies que nous basons notre hypothèse sur la nature du sein hystérique.

Donnons d'abord une définition générale de l'hystérie, celle de Courty, par exemple, qu'on ne suspec-
tera certes pas de vouloir matérialiser la science.

« L'hystérie, dit cet auteur, est une névrose. Ce
n'est pas une maladie propre de l'utérus ou des
ovaires, mais elle est déterminée, occasionnée, sinon
à proprement parler, causée par une altération fonc-
tionnelle de ces organes. »

Que l'utérus morbide soit seul, comme le veulent
quelques auteurs, le siége de l'hystérie, ou qu'il ne
s'y rencontre qu'accessoirement comme l'admettent

tous les autres, nous le croyons, dans les deux cas, la cause première des complications hystériques du sein. En d'autres termes, le gonflement douloureux des seins chez les hystériques est pour nous étroitement lié aux affections dont l'utérus et l'ovaire sont si souvent :   d ans l'hystérie.

Il y aurait cependant une exception, au moins apparente, dans les cas très-rares de lésion primitive des seins.

Boyer raconte quelque part qu'un gonflement douloureux du sein, suite de contusion, fut le prélude d'accès d'hystérie, lesquels, ajoute-t-il, ne cessèrent qu'après l'amputation du sein.

La lésion du sein était ici évidemment la cause de l'hystérie, et je ne sache pas qu'elle fût accompagnée d'aucune affection de l'utérus ou de l'ovaire. Mais n'est-ce pas là encore une preuve de la puissante sympathie qui unit ces organes, en vertu de cette loi de physiologie pathologique que, les troubles d'organes sympathiques engendrent des accidents analogues ?

Et d'ailleurs en vertu même de leur sympathie, la lésion du sein ne peut-elle retentir sur l'utérus, dont le trouble à son tour sera la cause des accidents hystériques ? Et après l'amputation du sein, ne sera-t-il pas tout aussi naturel dans cette hypothèse de voir cesser les phénomènes nerveux ?

L'affection dont nous traitons se rapproche beaucoup des tumeurs inflammatoires du sein. Or, si l'on considère l'étiologie de ces dernières, on la trouve résumée presque tout entière dans les différents états de la menstruation, de la grossesse et de ses suites.

La structure des seins, de l'utérus et des ovaires n'ayant absolument rien de commun, on ne peut rapporter à la similitude des tissus les phénomènes sympathiques dont ils sont le siége.

C'est donc par action réflexe qu'est mise en jeu cette relation. Un trait d'union étant nécessaire à la production de tout acte réflexe, il existe dans la moelle un point quelconque commun aux mamelles et aux organes de la génération, c'est-à-dire qu'on y doit trouver un point où viennent aboutir et communiquer des fibres nerveuses venues des organes précités.

. Quant à la localisation précise de ce point de réunion, nous ne pouvons la faire actuellement, mais nous espérons que les progrès toujours croissants de l'anatomie, tant normale que pathologique, viendront bientôt combler cette lacune.

Nous terminerons ce chapitre en signalant un fait qui a souvent attiré notre attention : c'est l'atrophie considérable des seins chez les vieilles hystériques. Il semblerait que ces organes, après avoir fourni un travail exagéré, subissent une vieillesse anticipée : nous ne chercherons pas à expliquer le fait; mais s'il est prouvé, rien n'empêchera de croire que l'on ait là un nouvel exemple de sympathie entre les seins et l'hystérie, entre les seins et les organes générateurs.

CHAPITRE VI.

ANATOMIE PATHOLOGIQUE.

Nous ne pouvons que nous appuyer sur les symptômes pour donner les lésions probables dont le sein hystérique devient le siége.

Nous avons vu qu'en palpant le sein malade, on sentait distinctement de petites nodosités sans empâtement superficiel. La lésion ne peut donc siéger que dans le parenchyme glandulaire qui, sous l'influence d'une perversion dans l'innervation vaso-motrice, reçoit plus de sang qu'à l'état normal et s'engorge outre mesure. Ce n'est pas une inflammation proprement dite, car dans ce cas, la suppuration serait plus commune et la résolution généralement moins prompte.

Nous pensons que la longue durée de l'affection déterminerait une prolifération plus ou moins considérable des éléments glandulaires, comme nous l'a montré l'examen microscopique dans l'observation 7

CHAPITRE VII.

DIAGNOSTIC.

La coïncidence de l'hystérie et de certaines affections inflammatoires du sein pourrait faire confondre ces dernières avec celle qui nous occupe. Donnons donc les signes différentiels.

Dans l'inflammation sous-cutanée, il existe un empâtement qui laisse des traces après la pression : cette phlegmasie ne tarde guère plus de huit jours à se terminer par un abcès, en général unique et dont la fluctuation se perçoit facilement.

Dans le phlegmon profond on ne trouve pas ces petites tumeurs glandulaires, qui existent le plus souvent dans le sein hystérique. La douleur est aussi plus profonde.

Le phlegmon parenchymateux a pour caractère l'existence de plusieurs phlegmasies successives, localisées chacune à un point de la glande : dans le sein hystérique, il y a, au contraire, diffusion des symptômes.

L'engorgement laiteux ou poil cesse après les premières succions de l'enfant.

Il est un autre genre d'affections du sein que je signalerai ici plus particulièrement en raison de leur fréquence chez les femmes hystériques : ce sont les hyperesthésies. Il nous semble utile de rapporter en quelques mots leurs différentes manifestations

Ces hyperesthésies du sein qui peuvent aller depuis une faible augmentation de la sensibilité tactile jusqu'à la douleur la plus intense, siègent le plus souvent à gauche. Quelquefois uniques et localisées à la mamelle, elles sont le plus souvent accompagnées d'hyperesthésie des régions voisines, ce qui fait que Valleix les attribuait à la névralgie des nerfs intercostaux.

Le siége de la douleur mammaire représentait pour lui le point latéral, la rachialgie correspondait au point postérieur, l'épigastralgie au point antérieur.

L'observation vient annuler cette hypothèse, car la douleur ne siége pas sur le trajet d'un nerf et n'a pas de point d'élection, bien que la pression l'exaspère toujours.

Ces désordres dans la sensibilité se rencontrent surtout dans l'hystérie à marche aiguë :

C'est généralement après une attaque qu'ils apparaissent pour la première fois. Mais dans la suite ils peuvent être rangés au nombre des causes qui agissent le plus efficacement dans la reproduction des accidents hystériques.

L'hyperesthésie de la mamelle est, entre toutes, celle qui présente l'intensité la plus vive et la douleur la plus longue. Généralement, il n'existe aucun changement appréciable, soit à la vue, soit au toucher.

Cependant quelques auteurs ont admis la possibilité d'un endolorissement du tissu cellulaire qui entoure la glande avec de la rougeur.

Bien des cas de ce genre ne devaient être que le sein hystérique confondu à tort avec l'hyperesthésie simple de la mamelle.

En général, l'absence de rougeur et de gonflement, l'existence d'autres hyperesthésies feront facilement reconnaître les deux affections.

Une dernière maladie qu'il est souvent fort difficile de distinguer du sein hystérique, c'est la mamelle irritable ou névrôme de la mamelle qui se rencontre quelquefois chez les hystériques.

Pour mettre ce fait mieux en évidence, nous allons citer l'observation suivante recueillie dans le traité des maladies chirurgicales d'Astley Cooper.

Élisabeth Pollard, âgée de 18 ans, entre dans le service du Dr Whyte, le 29 juillet 1834. Elle avait joui d'une bonne santé jusqu'au début de la maladie actuelle, qui dure depuis environ deux ans.

Cette affection se manifesta pour la première fois par une vive douleur et une grande irritabilité, ayant leur siége sur le trajet de la colonne vertébrale. Plus tard, d'autres parties du corps s'affectèrent de la même manière, plus particulièrement le sein gauche et la région splénique. Quatre mois avant son entrée à l'hôpital, sa mamelle gauche augmenta de volume et devint tellement douloureuse qu'elle ne pouvait pas supporter la plus légère pression. Cet état dura deux mois et tous les remèdes employés dans ce temps restèrent sans effet. Ventouses, sangsues, vésicatoires, acupuncture, tout fut inutile.

La malade se présente dans l'état suivant : toute la région occupée par la colonne vertébrale est tellement irritable, que la plus légère pression y est insupportable et que la malade ne peut rester couchée sur cette partie. On n'observe aucune déformation apparente des os qui composent le rachis : la rectitude du tronc est parfaite. La mamelle gauche présente un volume plus considérable que l'autre : elle est en outre très-douloureuse. La malade est extrêmement nerveuse et sujette à de fréquentes palpitations. Son appétit est irrégulier, son sommeil troublé par des rêves effrayants.

La malade est sujette à une affection paralytique fort curieuse, qui tantôt affecte le côté gauche pendant un jour ou deux, puis disparaît ensuite, et tantôt se présente sous forme de paraplégie.

Elle accuse en outre de la céphalalgie, accompagnée de troubles de la vision, et contre laquelle on a employé avec succès des lotions froides.

Réglée pour la première fois à 14 ans, l'époque des menstrues est en général régulière. Les règles qui le plus souvent durent trois ou quatre jours, cessent quelquefois le deuxième ou le troisième jour, tandis que d'autres fois elles se prolongent jusqu'au sixième. La quantité de sang évacué aux différentes époques est rarement la même : le liquide est d'une couleur pâle.

Il n'y a aucune amélioration après deux mois de séjour à l'hôpital, malgré l'ingestion de carbonate de fer à l'intérieur et les frictions d'acétate de morphine sur la mamelle.

Les symptômes qu'éprouve la malade ne s'exaspèrent pas aux approches des époques menstruelles.

M. Whyte attribue ces phénomènes morbides à la maladie désignée par Cooper sous le nom de : tumeur irritable ou névrôme des mamelles.

Réflexions. — En lisant attentivement cette observation, on voit sans aucun doute que l'on a affaire à une hystérique. En effet, les phénomènes d'hyperesthésie et de paralysie tels qu'ils y sont décrits, joints au tempérament nerveux de la malade, sont des symptômes très-probants de la maladie nerveuse. C'est une forme, il est vrai, assez rare; mais l'hystérie ressemble quelquefois si peu à elle-même, qu'il ne faut pas trop s'étonner de l'absence de certains signes classiques qu'on a eu le tort de considérer trop longtemps comme constants.

Ceci est donc un cas de gonflement douloureux du sein chez une hystérique, et cependant il diffère essentiellement de l'affection que nous avons étudiée sous le nom de sein hystérique. Le gonflement n'a de commun avec notre affection que sa coïncidence avec l'hystérie : il s'en distingue par sa chronicité, son siége unilatéral et surtout par l'innocuité complète des époques menstruelles.

C'est pourquoi nous ne pouvons que nous associer au diagnostic de M. Whyte, et nous pensons que cet exemple aura suffi pour rendre toute erreur impossible dans des cas analogues (1).

CHAPITRE VIII.

PRONOSTIC ET TRAITEMENT.

Le sein hystérique n'a pas comme pronostic de gra vité particulière. Nous avons vu qu'il ne se terminait jamais par suppuration. Cependant nous pensons que le trouble dans lequel il jette les malades ne doit pas nous laiser indifférents au sujet de cette complication, et que nous devons autant que possible la pallier.

La compression des seins ne serait utile qu'à condition d'être employée avant l'arrivée du mal. Mais dès que les premiers symptômes auront paru, on fera

(1) Le sein hystérique, tel que nous l'avons décrit, est une affection essentiellement aiguë ; cette affection pourrait-elle revêtir une forme chronique et aurions-nous affaire ici à un cas de ce genre ? C'est ce que nous espérons élucider dans des travaux ultérieurs.

mieux d'étendre sur les parties malades un liniment laudanisé ou de l'huile de chènevis; puis les mamelles seront soutenues et recouvertes par un coussin ouaté.

Tant que les douleurs resteront vives, on fera prendre à la malade de fortes doses d'opium.

Si l'on a affaire à une femme en couches, on interdira le sein à l'enfant. Nous avons vu, dans l'observation 2, quels accidents graves ont amenés les tentatives d'allaitement.

Enfin, il faudra mettre la malade en garde contre tout ce qui pourrait impressionner défavorablement la région mammaire, comme des froissements, des coups, le froid, etc....

Il va sans dire que le traitement propre de l'hystérie ne devra jamais être suspendu.

CONCLUSION.

Bien que, suivant nous, le gonflement douloureux des seins soit le plus souvent symptomatique d'une affection utérine, nous avons cru utile de le signaler comme une complication de l'hystérie.

Nous dirons plus : sa marche spéciale dans cette maladie en fait un véritable symptôme.

Il suffira par exemple d'être prévenu de la possibilité du fait pour songer à l'hystérie, lorsqu'on se trouvera en présence d'un sein douloureux, et cette maladie nerveuse devra toujours entrer en ligne de compte dans l'étiologie du sein douloureux à l'instar des autres hypothèses.

En faisant, il y a quelques semaines, la consultation du Bureau central, M. le Dr Liouville, dont l'attention était éveillée sur ce point, fut mis sur la trace de l'hystérie par un gonflement douloureux des seins, seul symptôme dont se plaignît la malade.

On conçoit fort bien que l'hystérie aurait pu, dans ce cas-ci, échapper au diagnostic, pour quiconque eût ignoré la relation qui existe entre l'affection mammaire et la maladie nerveuse. On pourra nous accuser, vu le petit nombre de preuves dont s'étaie notre thèse, d'avoir exagéré l'importance de cette relation et celle des déductions que nous en avons tirées; mais nous sommes convaincu que ce fait, une fois signalé, se vérifiera bientôt par de nombreuses observations et qu'alors on trouvera, pour l'élucider d'une façon complète, des matériaux plus considérables que ceux dont nous avons pu disposer.

Nous avons vu les modifications éprouvées par le sein dans l'hystérie; nous avons, chemin faisant, signalé la frappante relation qui lie le sein au système génital de la femme; et par là il semble que nous ayons adopté le système qui voit dans l'hystérie un simple contre-coup d'affections utérines sensibles ou dissimulées.

Cette dernière conception a été battue en brèche par le traité magistral de M. Briquet; mais il nous semble qu'en la dégageant de ce qu'elle a d'excessif, elle ne fait que traduire le fait saillant de l'organisation féminine qui est sous la dépendance constante des organes de la génération.

L'hystérie étant pour ainsi dire spéciale à la femme, comme le témoignent les observations mêmes de M. Briquet, il est, suivant nous, légitime d'y voir une maladie qui dépend surtout de l'organisation féminine.

Du reste, nous croyons inutile de rechercher avec M. Briquet, si la femme n'a pas dû, par sa mission providentielle, être douée d'un système nerveux plus instable que celui de l'homme, afin de remplir les fonctions que l'utérus lui impose : cette faiblesse du système nerveux encéphalique dérive, par une loi bien simple, du développement exagéré du reste du système, et il nous paraît puéril de dire que la Providence a destiné la femme à être hystérique.

D'ailleurs, les spéculations de cette sorte n'ont jamais pu que retarder les progrès de la vraie science, et nous n'avons que faire à nous attarder dans une discussion stérile.

Ce qui est plus instructif, c'est de compléter, par de patientes recherches, l'étiologie et la symptomatologie de l'hystérie dont la connaissance a déjà fait de si grands progrès.

Les esprits malfaisants des anciennes superstitions ont été remplacés par l'animal indomptable dont parle Platon, puis par l'utérus d'Hippocrate. Après l'obscurité du moyen âge où le règne du diable s'agrandit, à mesure que celui de la science diminue, on voit l'étude de la maladie prendre un nouvel essor. La science d'observation a fait de grands progrès : tous les symptômes sont dûment notés, et l'hystérie se dégage peu à peu des ténèbres épaisses dans lesquelles elle était jusque-là restée ensevelie.

Cependant, malgré le nombre considérable de travaux qu'ont fournis sur l'hystérie les deux derniers siècles, cette maladie présente encore bien des lacunes dans son étude.

Cela tient surtout à ce que les auteurs, s'acharnant à donner une explication de l'hystérie, étaient obligés de faire plier les faits à leurs théories et embrouillaient ainsi la question tout en perdant un temps précieux.

A présent que la science, devenue plus positive, tend à écarter de son domaine toute spéculation sans fruit, rien ne peut désormais arrêter ses progrès.

C'est par l'observation minutieuse de tous les phénomènes, c'est en entassant faits sur faits qu'on parviendra à dissiper les derniers nuages qui environnent l'hystérie.

Nous n'espérons, quant à nous, n'avoir apporté à la science qu'un bien faible tribut en signalant ce symptôme nouveau de l'hystérie : le gonflement douloureux des seins.

Paris. A. Parent, imprimeur de la Faculté de Médecine. rue M^r-le-Prince, 31.

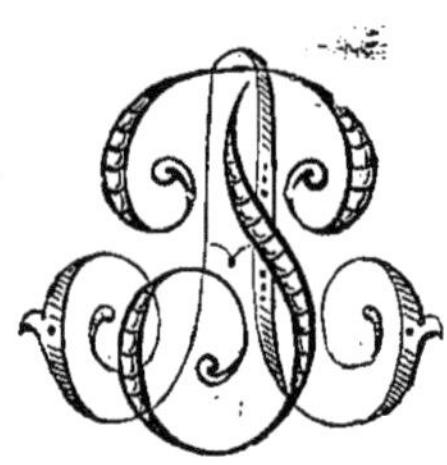

www.ingramcontent.com/pod-product-compliance
Ingram Content Group UK Ltd.
Pitfield, Milton Keynes, MK11 3LW, UK
UKHW021652090726
13657UKWH00004B/1910